Docteur Eugène FOURNOT

Médecin de la Faculté de Nancy

Pharmacien, Lauréat

(Prix de Chimie, de Pharmacie, Micrographie 1892)

Médecin Cantonal

Médecin Inspecteur des Enfants Assistés

CONTRIBUTION A L'ÉTUDE

DES

Luxations Sterno-Claviculaires

Un Cas de Luxation pré-sternale

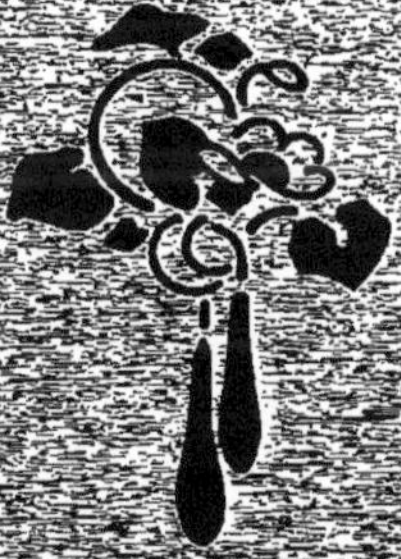

NANCY

IMPRIMERIE LOUIS BERTRAND

1911

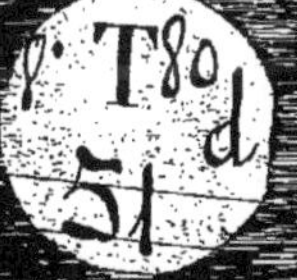

Docteur Eugène FOURNOT

Médecin de la Faculté de Nancy

Pharmacien, Lauréat

(Prix de Chimie, de Pharmacie, Micrographie 1892)

Médecin Cantonal

Médecin Inspecteur des Enfants Assistés

CONTRIBUTION A L'ÉTUDE

DES

Luxations Sterno-Claviculaires

Un Cas de Luxation pré=sternale

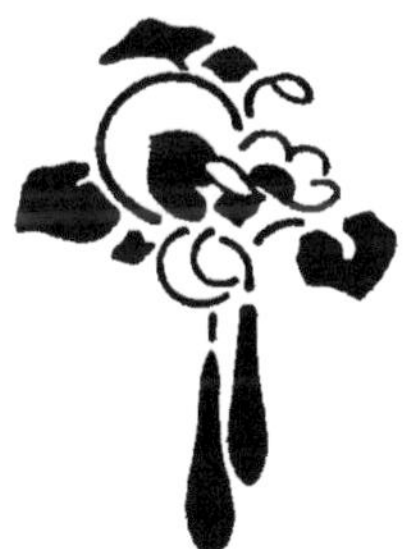

NANCY

IMPRIMERIE LOUIS BERTRAND

—

1911

A Mon Président de Thèse

MONSIEUR LE PROFESSEUR WEISS ✳ I O

A tous mes Maîtres de la Faculté

MEIS ET AMICIS

AVANT-PROPOS

Avant d'aborder l'étude de notre thèse inaugurale, qu'il nous soit permis de témoigner à tous nos maîtres nos sentiments de profonde reconnaissance; c'est un devoir que nous sommes heureux de remplir.

Nos remerciements iront tout d'abord à M. le professeur Weiss et à M. le professeur agrégé Sencert, qui ont bien voulu nous faire l'honneur d'inspirer ce travail. Nous conserverons en outre, à l'égard de M. le professeur Weiss, une respectueuse gratitude pour avoir daigné accepter la présidence de notre thèse. La faveur que ce Maître nous accorde à la fin de nos études nous fait regretter de ne pouvoir lui présenter aujourd'hui qu'une œuvre si courte et si modeste.

Notre bon souvenir à M. le professeur Morin, de l'Ecole de médecine de Besançon, qui jadis guida nos premiers pas dans la science médico-pharmaceutique. Nous n'oublierons point M. le professeur Weber, de la Faculté de médecine d'Alger, qui nous prêta sa précieuse et dévouée assistance pour l'étude de l'anatomie normale.

Sensible à la sympathie que nous ont marquée M. le professeur Hoche et MM. les professeurs agrégés Jacques.

Fruhinsholz et Binet, nous les prierons d'accepter l'assurance de nos respectueux hommages.

Nous avons trouvé à la Faculté des amis dévoués qui ont toujours été prêts à nous rendre service. Ce sont eux tous et en particulier MM. les docteurs Delfourd, chef de clinique, Chevelle, aide de clinique, et Fairise, chef des travaux d'anatomie pathologique, que nous remercierons enfin.

INTRODUCTION

Nous avons eu dernièrement l'occasion d'observer,
dans le service de M. le professeur WEISS, un cas de luxation de l'extrémité interne de la clavicule gauche au devant du sternum. Cette observation présente quelque inté-
rêt, notamment au sujet du mécanisme de sa production,
et du traitement qui fut appliqué au blessé. Aussi en
avons-nous fait, sur les conseils de notre maître, le sujet
de notre thèse inaugurale.

Nous n'avons point l'intention de présenter ici une
étude complète des luxations sterno-claviculaires. Depuis
les articles que leur consacrèrent J.-L. PETIT, MOREL-
LAVALLÉE, les observations se sont multipliées et ont ins-
piré plusieurs thèses. Actuellement, tous les traités classiques consacrent quelques pages à cette affection.

Il est habituel de diviser celle-ci en trois variétés : les
luxations pré-sternale, rétro-sternale, sus-sternale, suivant la position qu'occupe, par rapport au sternum,
l'extrémité claviculaire luxée. Quoique ces diverses espè-
ces de luxation soient très rares, la première est cependant celle qui présente la plus grande fréquence. C'est
celle d'ailleurs de notre blessé et c'est d'elle seule que
nous nous occuperons au cours de ce bref travail.

Après avoir rapporté l'observation détaillée de notre malade, nous ferons la pathogénie de ces luxations, puis nous nous efforcerons d'attirer l'attention de nos lecteurs sur le mécanisme quelque peu anormal suivant lequel s'est produite la lésion de notre accidenté. Pour donner plus de clarté à nos explications, nous rappellerons quelques notions anatomiques relatives à l'articulation sterno-claviculaire et nous esquisserons la symptomatologie telle que nous l'avons observée chez notre sujet. Nous dirons combien le diagnostic en est facile, et nous indiquerons, en quelques mots, le pronostic fonctionnel de ces luxations. Enfin, après avoir étudié le traitement qu'il convient de leur appliquer, nous démontrerons que celui qui fut employé chez notre blessé, quoique simple, donna de bons résultats, à savoir une contention parfaite de l'extrémité claviculaire réduite, et une guérison complète et rapide.

OBSERVATION

(Personnelle)

L... S..., 29 ans, employé des chemins de fer de l'Est (Dépôt), à Nancy.

Le 15 février 1911, à 4 heures du soir, L... a été serré entre le contre-poids d'une grue et un wagon de marchandises. A la pression agissant dans le sens transversal d'une épaule à l'autre, s'est joint un mouvement de torsion : l'épaule droite servant de pivot, l'épaule gauche a subi un mouvement de rotation en avant et de gauche à droite. Dégagé aussitôt, le blessé se plaint de douleurs dans la région de l'épaule gauche et est amené de suite à l'hôpital civil, où il est admis vers cinq heures du soir.

Il s'agit d'un homme de haute taille, paraissant très vigoureux et n'ayant présenté aucune maladie antérieure. Il y a quelques années, il a été victime d'un écrasement, suivi de l'amputation du petit doigt de la main droite.

Il se tient debout, légèrement incliné vers le côté gauche. A l'aide de sa main droite, il soutient son avant-bras gauche plié à angle droit sur le bras. Ce dernier est maintenu immobile contre le tronc. Le blessé évite les mouvements du bras gauche, non pas qu'ils soient impossibles, mais ils sont limités en raison de la douleur qu'ils éveillent immédiatement au niveau de la région sterno-claviculaire. Le malade accuse la même souffrance pendant les mouvements passifs imprimés au bras gauche, surtout pendant l'élévation et la rotation en dehors. Au repos, la douleur est très atténuée.

Le malade déshabillé, on constate qu'au niveau de la région sterno-claviculaire gauche la peau, de coloration anormale, est soulevée par une saillie très notable, s'étendant au devant du sternum et se terminant brusquement à quelques millimètres à gauche de la ligne médiane de cet os. Vers la partie externe, au contraire, cette saillie s'atténue peu à peu et semble se continuer avec la clavicule gauche. Le moignon de l'épaule a son aspect normal. Il n'existe aucun point douloureux à son niveau, ni sur la clavicule. La palpation permet de se rendre compte que la saillie située dans la région sterno-claviculaire est constituée par l'extrémité interne de la clavicule. La main apprécie facilement à travers la peau les contours et le volume de cette extrémité qui se continue sans interruption avec la clavicule gauche. On sent nettement la surface cartilagineuse lisse, légèrement oblique de dehors en dedans et d'avant en arrière qui recouvre la tête articulaire. La palpation ne révèle pas de points spécialement douloureux. On peut imprimer facilement des mouvements à l'extrémité de la clavicule luxée, on peut ainsi la déplacer de haut en bas au devant du sternum. Elle suit les déplacements imprimés à la clavicule ou à l'épaule.

Il s'agit bien d'une luxation de l'extrémité interne de la clavicule gauche au devant de la face antérieure du sternum.

Une tentative de réduction, faite immédiatement, échoue en raison de la douleur qu'elle provoque et de la résistance du malade. Le bras est immobilisé dans une écharpe.

Le lendemain, 16 février, la lésion présente le même aspect. Cependant, la forme de l'extrémité claviculaire est moins nettement appréciable, un léger gonflement s'étant produit depuis la veille.

Réduction. — La réduction de la luxation est opérée, dans la matinée, par M. le Professeur Weiss, sous anesthésie générale gauche au chlorure d'éthyle. Le malade est couché de telle sorte que l'épaule porte à faux. Pendant qu'un aide, appuyant sur le moignon de l'épaule, le porte en arrière, une forte pression est exercée avec la paume de la main sur l'extrémité claviculaire luxée, de façon à la refouler en dehors et en arrière. Sous cette action, la réduction s'effectue rapidement et avec une certaine facilité. Mais, pendant l'application d'un appareil plâtré analogue à l'appareil de Le Dentu, sous l'influence de légers déplacements imprimés au blessé, la luxation se reproduit. Une nouvelle tentative est faite aussitôt de la même façon que la première, sous anesthésie au chlorure d'éthyle. Il paraît nécessaire, pour maintenir la tête articulaire dans sa cavité, d'exercer une pression continue sur l'extrémité interne de la clavicule. Aussi abandonne-t-on l'idée d'appliquer un appareil plâtré qui n'exercerait point la contention voulue et permettrait difficilement de surveiller la région sterno-claviculaire.

Le malade est replacé dans son lit. On applique sur l'articulation sterno-claviculaire gauche quatre à cinq rondelles de carton superposées, maintenues en place par des lacs passés autour des épaules, à la manière d'un spica. Ce bandage réalise une compression relative, les rondelles de carton agissant comme une pelote de bandage herniaire. La contention ne paraissant cependant pas suffisante, on dispose, en outre, sur l'extrémité interne de la clavicule, un poids de 5 kilogrammes. Le lendemain, ce poids est remplacé par un sac renfermant des plombs de chasse qui se moule exactement sur la région et que le malade supporte mieux.

Les premiers jours, cette charge est maintenue continuellement, le malade ne la déplaçant que rarement et pendant quelques minutes, pour éviter la fatigue due à une compression permanente. Le blessé, très docile, supporte d'ailleurs facilement ce traitement.

Le sixième jour, on enlève le bandage. Un léger gonflement existe au niveau de l'articulation, mais la réduction s'est maintenue. Pendant les jours suivants, on laisse seulement sur la région blessée le sac renfermant les grains de plomb. Son application, non plus continuelle, mais espacée de plus en plus, supprimée pendant la plus grande partie de la nuit, est continuée pendant douze jours.

Le treizième jour, soit le 28 février, le malade se lève. Le bras est immobilisé dans une écharpe. Il persiste encore un gonflement notable au niveau de l'articulation sterno-claviculaire gauche ; la pression éveille une légère douleur.

Le 3 mars, le malade quitte l'hôpital. Il commence à faire prudemment des mouvements du bras gauche. Ceux-ci sont peu douloureux, sauf les mouvements d'élévation et de rotation, qui, dès qu'ils atteignent une légère amplitude, éveillent une douleur assez vive au niveau de l'articulation sterno-claviculaire.

Le 16 mars, le malade revient à l'hôpital. Le gonflement de la région malade a presque complètement disparu. L'articulation n'est plus douloureuse à la pression. Tous les mouvements du bras gauche sont possibles. Seules l'élévation et la rotation en arrière provoquent une légère souffrance au point lésé.

Le 15 avril, le malade est complètement guéri ; tous les mouvements se font sans douleurs. Le gonflement de l'articulation a totalement disparu. L... S... reprend son travail.

Etiologie = Pathogénie

Les auteurs sont unanimes à constater la rareté des luxations sterno-claviculaires. On les observe rarement chez les adultes, et jamais chez les vieillards.

Nous n'avons en vue, ici, que les luxations traumatiques. On a rapporté, en effet, quelques cas de luxations congénitales ou de luxations spontanées. Un malade atteint de cette dernière affection a été présenté par M. le docteur Perrin, en 1904, à la Société de médecine de Nancy (1). Le déplacement de l'extrémité interne de la clavicule s'était produit au cours d'un violent accès de toux. Il a été attribué par l'auteur à l'action de la contraction musculaire. Cependant, celle-ci ne peut suffire et, dans ce cas, il existe toujours une altération pathologique des ligaments ou une disposition spéciale des surfaces articulaires facilitant leur disjonction.

A une cause pathologique est due également la luxation en avant de l'extrémité sternale de la clavicule qui accompagne la production des épanchements pleuraux

____

(1) Perrin. — Luxation spontanée volontaire des clavicules. *Revue médicale de l'Est*, Nancy 1904. T. XXXVI, p. 448.

très abondants ou le développement de tumeurs thoraci-
ques. Quelques cas ont été cités par Stokes (1).

Dans les luxations traumatiques, le déplacement de
l'extrémité interne de la clavicule est toujours produit
par cause indirecte. Il est nécessaire que cet os présente
une grande résistance pour subir la pression exercée sur
lui sans se fracturer. C'est pourquoi la luxation ne
s'observe que chez des sujets jeunes et vigoureux, comme
notre blessé, alors que, dans la majorité des cas, le traumatisme produit une fracture.

Avant d'étudier la manière dont la force agit pour créer
une luxation sterno-claviculaire, il nous paraît utile de
rappeler rapidement les connexions de l'extrémité interne
de la clavicule avec le sternum.

____

(1) STOKES. — (Partial displacement of the sternal end of each
clavicle). *Dublin Journal of Medical Science*, 1852. XIII, 459.

Articulation sterno-claviculaire

Cette articulation est une diarthrose. A cheval sur le premier cartilage costal et la partie du sternum qui avoisine la fourchette, se trouve une facette concave transversalement, regardant en haut et en dehors. D'autre part, l'extrémité interne de la clavicule présente deux autres facettes : une verticale, une horizontale. Leur réunion forme un angle dièdre saillant, disposé en regard de l'angle rentrant porté par la région costo-sternale.

Entre ces deux surfaces articulaires et comblant l'espace qui les sépare, se trouve un ménisque fibro-cartilagineux. Celui-ci, très aminci en son centre, présente une épaisseur assez considérable vers ses bords, qui sont unis aux ligaments articulaires.

Cette union intime du ménisque et des ligaments explique que, dans les luxations sterno-claviculaires, le fibro-cartilage accompagne le plus souvent l'extrémité de la clavicule dans son déplacement. Sa forme et l'épaisseur de ses bords en font un obstacle assez sérieux à sa réduction.

Les deux surfaces articulaires dont nous avons parlé, sont maintenues en présence par une capsule fibreuse peu résistante et trois ligaments :

1° *Le ligament antérieur*, allant de la face supéro-antérieure de la clavicule à la face antérieure du sternum;

2° *Le ligament postérieur*, plus résistant que le premier, et s'étalant à la face postérieure de l'articulation;

3° *Le ligament inférieur*, très résistant, unissant la clavicule à la première côte.

Quand l'extrémité interne de la clavicule est portée en avant, elle rencontre le ligament antérieur, le moins solide. Si le mouvement imprimé à l'os présente quelque violence, ce ligament cède, et la tête articulaire a tendance à glisser vers la ligne médiane. La disposition de la surface articulaire sterno-costale, par son obliquité même, favorise ce mouvement. Il suffit que le ligament postérieur cède à son tour pour que la luxation soit complètement constituée : l'extrémité interne de la clavicule continuant son déplacement, viendra tout entière se mettre en rapport avec la face antérieure du sternum. Le plus souvent, le ligament sterno-costal, composé de fibres solides, résistera; mais il est impuissant, à lui seul, à maintenir les surfaces articulaires en contact. S'il cède à son tour, l'extrémité de la clavicule sera complètement libre et présentera un grand déplacement atteignant la ligne médiane et même la dépassant.

Mécanisme de la luxation

L'action du traumatisme est toujours indirecte. Il
n'existe aucune observation où la force aurait agi directement sur l'extrémité de la clavicule pour la disjoindre
du sternum et produire son déplacement en avant. Le
plus souvent, le traumatisme agit sur le moignon de
l'épaule, quelquefois, au niveau de la région dorsale;
c'est ainsi que Brohan (1) relate dans sa thèse l'observation d'un charretier sur le dos duquel deux roues de voi-
ture avaient passé transversalement au niveau des omo-
plates, et qui présentait une luxation des deux extrémités
de chaque clavicule. Ces deux os, comme chassés en avant,
avaient été pour ainsi dire énucléés de leur position normale.

D'après la plupart des auteurs, le traumatisme agirait
habituellement de façon différente, en entraînant en
arrière le moignon de l'épaule, le reste du corps demeu-
rant fixe. C'est ainsi que l'on a vu l'extrémité interne de
la clavicule se luxer chez un enfant que l'on retenait par
le bras au moment où il allait tomber d'un cabriolet.

____

(I) Brohan. — Des luxations simultanées des deux clavicules —
Thèse de Lille, 1907 - 1908, p. 63.

De même, il est classique de citer cette jeune malade de Boyer (1) « dont on avait brusquement porté les épaules en arrière pour l'engager à se présenter avec plus de grâce », et chez laquelle s'était produite la même lésion.

Il est non moins classique, dans ce cas, de comparer la clavicule à un levier du premier genre. Le point d'appui, situé au voisinage de l'extrémité sternale, serait représenté par l'insertion du ligament costo-claviculaire généralement très résistant. La partie externe de la clavicule étant portée en arrière, son extrémité interne se déplacerait en sens inverse, c'est-à-dire en avant, déchirant la capsule et le ligament antérieur, et réalisant la luxation. C'est ainsi que la plupart des auteurs se représentent l'action du traumatisme. Cependant, cette explication nous paraît quelque peu insuffisante. En effet, dans la luxation pré-sternale de la clavicule, il y a non seulement déplacement en avant, mais aussi en dedans. Si la seule projection en arrière du moignon de l'épaule produit le déplacement en avant de l'extrémité interne de la clavicule, elle ne favorise pas du tout son glissement vers la ligne médiane, elle tendrait plutôt à attirer la clavicule en dehors. La luxation complète ne se produira que si, après avoir été portée en arrière, l'épaule, revenant en avant, repousse plus ou moins brusquement la clavicule en dedans. L'extrémité de celle-ci n'étant plus retenue par les ligaments, glissera facilement sur la facette articulaire sternale pour venir se mettre en rap-

____

(1) Boyer. — *Traité des maladies chirurgicales.* T. IV, 1818.

port avec la face antérieure du sternum, réalisant ainsi
la luxation complète.

Chez notre blessé, la lésion a été produite par un traumatisme tendant à rapprocher l'épaule de la ligne médiane et à la porter en avant. Cet homme, ayant son épaule
droite appuyée contre un wagon immobile, a été serré par
le contrepoids d'une grue servant au chargement des marchandises. La pression s'exerçait transversalement d'une
épaule à l'autre, tendant à les rapprocher. En même temps
le contrepoids étant animé d'un mouvement de rotation,
a imprimé un déplacement à l'épaule gauche; celle-
ci a subi une rotation en avant et de gauche à droite,
l'épaule droite servant de pivot.

Au premier abord, il paraît surprenant qu'un tel traumatisme produise une luxation en avant de l'extrémité
interne de la clavicule. D'après la théorie admise habituellement, on comprendrait au contraire que celle-ci ait
été projetée en arrière et que le blessé ait présenté une
luxation rétro-sternale. Cependant, en raison même de
l'orientation de la surface articulaire sternale, il est clair
que la tête de la clavicule ait une tendance plus grande à
se porter en avant. Sous l'influence de la pression exercée
sur le moignon de l'épaule, l'extrémité interne de la clavicule a été refoulée vers la ligne médiane, arrachant les
ligaments articulaires et venant se placer au devant du
sternum. Le mouvement de torsion, subi par le malade,
ne pouvait que favoriser ce déplacement et en augmenter
l'amplitude. Dans un article sur « l'Etiologie des luxations du bout sternal de la clavicule », Stetter (1) pense

____

(1) Stetter. — *Centralbl. für chirur.*, 1885.

d'ailleurs que souvent les luxations en avant sont produites par une force agissant directement du côté de l'épaule vers le sternum.

Il semble, *a priori*, que des forces agissant sur les épaules, comme chez notre blessé, puissent fracturer la clavicule plutôt que la luxer. Il faut admettre que celle-ci ait eu une résistance à la flexion très considérable. Une telle solidité du tissu osseux ne peut exister que chez l'homme encore jeune. C'est probablement une des raisons pour lesquelles les luxations sterno-claviculaires ne se rencontrent que chez des jeunes gens, le plus souvent de vingt à vingt-cinq ans. Quand ces lésions se produisent chez des personnes plus âgées ou de constitution faible, c'est qu'il existe une laxité spéciale des ligaments, ou bien une déformation des surfaces articulaires, favorisant le facile déplacement de celles-ci sous l'influence de très légères pressions. Ainsi se constitueraient parfois des disjonctions dites spontanées.

Symptomatologie = Diagnostic

Nous n'exposerons ici que les symptômes de la luxation claviculaire pré-sternale : notre observation en constitue d'ailleurs un exemple typique.

Les signes fonctionnels et physiques étaient, chez notre blessé, tout à fait classiques.

Signes fonctionnels. — Ceux-ci sont constitués par la douleur et l'impotence du membre supérieur.

La douleur est généralement très vive au moment même de l'accident. Le malade ressent une sensation pénible de déchirement au niveau de l'articulation sterno-claviculaire. Cette souffrance diminue assez rapidement et cesse même complètement dès que le sujet est au repos, mais elle est réveillée par les mouvements passifs imprimés au membre supérieur. Aussi le blessé cherche-t-il à immobiliser son bras en le maintenant avec la main du côté sain. S'il veut se tenir debout ou marcher, il soutient énergiquement son membre comme il le ferait s'il était atteint de fracture de la clavicule ou de luxation scapulo-humérale.

En raison même de cette douleur, l'impotence fonctionnelle paraît d'abord complète. Cependant, le malade peut faire quelques mouvements : ceux de l'avant-bras, faits isolément, sont tous possibles. Il peut porter son bras en avant. Les mouvements d'élévation du membre supérieur sont très limités, sinon supprimés. La rotation de l'humérus en dehors et en arrière est tout à fait impossible au blessé. Si celui-ci ne peut exécuter de lui-même ces mouvements, on peut les imprimer au bras, qui est mobilisable dans tous les sens et sans résistance considérable. L'élévation et la rotation en arrière passives éveillent une douleur qui est d'autant plus vive qu'elles sont faites à un moment plus rapproché de l'accident. Tous ces symptômes fonctionnels s'atténuent d'ailleurs les jours qui suivent.

Dans les luxations pathologiques ou spontanées, ces signes font défaut ou sont peu accentués.

Signes physiques. — Dès que l'on fait déshabiller le blessé, on constate à première vue la déformation caractéristique de la luxation sterno-claviculaire. En avant du sternum, l'extrémité interne de la clavicule fait une saillie très accentuée. Si l'examen est fait immédiatement après l'accident, comme c'est le cas chez le malade observé, l'inspection est bien plus facile, parce que le gonflement ne s'est point encore installé. On aperçoit très nettement une tuméfaction de forme ovalaire, dirigée transversalement, s'atténuant peu à peu vers la région cervicale et à son extrémité externe. Vers la ligne médiane, au contraire, cette saillie cesse brusquement et se termine par une surface plane, lisse, orientée sagitalement, sur laquelle la peau, légèrement tendue, vient se mouler exactement. La palpation permet mieux de se rendre compte de ces caractères. La main apprécie nettement le contour de l'extrémité claviculaire, son volume, sa forme, puis aussi son ménisque fibro-cartilagineux qui, par sa disposition, lui donne une forme légèrement concave avec des bords saillants. Il faut remarquer que chez notre blessé, le bord du ménisque bombait fortement à la partie interne de la clavicule, empêchant, dans une certaine mesure, la réduction du déplacement. Par la palpation de la clavicule dans toute son étendue, on se rend compte qu'elle ne présente aucune solution de continuité et aucun point spécialement douloureux.

L'extrémité luxée jouit d'une mobilité assez considérable et peut être déplacée de bas en haut au devant du sternum, sur la face antérieure duquel elle se meut sans provoquer de vives souffrances.

Les mouvements imprimés à l'épaule se transmettent à la tête de la clavicule : l'adduction la rapproche de la ligne médiane, l'abduction l'en éloigne. Quand le moignon de l'épaule est porté en arrière, le bout luxé est attiré au dehors.

Ajoutons aussi que la palpation nous fait sentir la facette articulaire du sternum sous la forme d'une dépression au-dessus et un peu en dehors de l'extrémité de la clavicule.

Un dernier signe a été constaté par la plupart des auteurs : c'est l'abaissement du moignon de l'épaule du côté blessé et le rapprochement de l'acromion vers la ligne médiane.

Il est certain que les différents signes dont nous venons de parler sont plus difficiles à constater si l'on ne voit le blessé que le lendemain de l'accident. La tuméfaction,

le gonflement et l'ecchymose, quoique le plus souvent
légers, sont autant d'obstacles à une exploration fruc-
tueuse. La clavicule ne fera plus une saillie aussi nette
et à bords si facilement reconnaissables. Les contours
seront arrondis par la tuméfaction qui sera bien trans-
versale, mais mal limitée. La peau, de coloration
bleuâtre, sera œdématiée.

Cependant, par une palpation attentive, il sera peut-
être possible d'apprécier les caractères de la surface articulaire de la clavicule ou de sentir la facette sternale.
On reconnaîtra néanmoins toujours une saillie osseuse
mobile au devant du sternum.

Si la réduction n'est pas effectuée à temps, cette mobilité même pourra, sinon disparaître, du moins notable-
ment diminuer. Ce fait est d'ailleurs observé dans les
luxations anciennes irréductibles.

Le diagnostic des luxations sterno-claviculaires s'im-
pose le plus souvent. Cependant, en raison même de la
rareté de ces lésions et étant donné la fréquence relative
des fractures, le praticien pense naturellement à celles-ci
a priori.

La confusion est possible avec les fractures siégeant à
la partie interne de l'os. Ce fut le cas pour un malade de
Hamilton (1). Cette erreur pourra être évitée soit en re-
cherchant avec le doigt la position de l'interligne articulaire normal, soit en mesurant attentivement et compara-
tivement la longueur des deux clavicules. De plus, dans

(1) Thèse Sadakoff : Contribution à l'étude de la luxation de l'extrémité interne de la clavicule et son traitement par la suture métallique. 1897-98, p. 24 et 25 — Montpellier.

la fracture, on aperçoit sur les côtés de la fourchette sternale le léger relief formé par la tête claviculaire. Il
existe un point douloureux très net au niveau du trait
de fracture, et la mobilité anormale est beaucoup moins
grande que dans la luxation où l'extrémité de la clavicule
se meut facilement au devant du sternum.

Dans quelques cas, une exostose de la clavicule, un
gonflement pathologique de son extrémité interne en ont
imposé pour une luxation. Un fait de ce genre fut observé
par Velpeau (1). Mais il n'y avait, c'est évident, aucune
mobilité anormale.

Enfin, la radiographie ne pourra être que très utile,
aussi bien pour s'assurer de l'existence de la luxation
que pour en certifier la variété.

La luxation pré-sternale ne peut guère être confondue
qu'avec une luxation en haut ou sus-sternale, surtout
dans le cas où il existe un gonflement considérable de la
région. La palpation attentive de la clavicule permettra
d'en apprécier la direction et la situation exactes.

---

(1) Thèse Sadakoff : Contribution à l'étude de la luxation de l'extrémité interne de la clavicule et son traitement par la suture métallique. 1897-98, p. 24 et 25. Montpellier.

Pronostic

Le pronostic de la luxation sterno-claviculaire n'offre généralement que peu de gravité. Une terminaison fâcheuse n'est point à redouter. La mort ne pourrait survenir que du fait de lésions concomitantes produites par le traumatisme ou d'une affection intercurrente.

Dans la luxation pré-sternale, on n'observe jamais les complications telles que compressions vasculaires ou nerveuses accompagnant parfois la variété rétro-sternale.

Le pronostic fonctionnel lui-même est habituellement bénin. Le malade guérit rapidement en recouvrant l'intégrité de ses mouvements, à condition que la réduction ait été faite de bonne heure et bien maintenue, comme ce fut le cas de notre blessé qui guérit rapidement et put reprendre son travail deux mois après l'accident.

Nous verrons d'ailleurs que si la réduction est, en général, facile à obtenir, elle est beaucoup plus difficile à maintenir; aussi a-t-on vu dans plusieurs cas le déplacement se reproduire après elle.

Dans le cas où ces luxations n'ont pu être réduites ou se sont reproduites, elles peuvent entraîner des troubles dans les fonctions du membre correspondant. La douleur disparaît assez rapidement, et l'impotence fonctionnelle persiste quelque temps pour les mouvements d'élévation et de rotation en arrière du membre supérieur. Dans quelques cas rares, on a pu noter une atrophie appréciable des muscles de l'épaule. Cette gêne fonctionnelle présente des inconvénients chez l'ouvrier qui se livre à un travail manuel pénible.

Il est vrai qu'à la longue, la mobilité revient peu à peu et presque toujours dans sa complète intégrité. Aussi, une luxation sterno-claviculaire entraîne-t-elle une certaine incapacité de travail généralement temporaire.

Au point de vue esthétique, les luxations sterno-claviculaires non réduites ou non maintenues laissent une saillie de la clavicule au devant du sternum, ce qui est une difformité assez apparente, surtout pour le sexe féminin.

Cependant, après une bonne réduction, et même lorsque l'extrémité interne de l'os est bien restée en place, on peut observer un certain gonflement de la région. Mais chez notre blessé, la saillie si accentuée du début ne persista que peu de temps, car au bout de deux mois il n'en restait aucune trace.

En conséquence, nous concluerons qu'un blessé atteint de luxation sterno-claviculaire pré-sternale pourra recouvrer l'intégrité complète de ses mouvements et ne présentera pas de difformité si la réduction de la lésion a été parfaite et précoce. D'ailleurs, notre malade, qui se livre à un travail pénible, a pu reprendre ses occupations au bout de deux mois et, partant, en est la preuve évidente.

Traitement

Le traitement de la lésion qui nous occupe consiste à effectuer la réduction de la luxation et à la maintenir.

Réduction. — La réduction est facile à opérer; ce n'est que dans des cas extrêmement rares qu'elle n'a pu être effectuée.

Il suffit de porter l'épaule en dehors et en arrière et de presser sur la saillie claviculaire. On peut aussi attirer en arrière et en dehors les deux épaules en repoussant le tronc en avant par l'intermédiaire du genou appliqué contre la colonne vertébrale.

C'est la première méthode qui fut employée pour notre blessé; c'est celle qui nous a paru la meilleure. Cependant, la première tentative faite à l'entrée à l'hôpital échoua, et ce n'est que le lendemain, sous anesthésie générale, qu'elle réussit complètement.

Une anesthésie de courte durée, anesthésie au chlorure d'éthyle, par exemple, est un aide précieux pour obtenir une facile et rapide réduction.

Notre blessé fut couché sur le dos, de façon que l'épaule lésée porte à faux et que le bras pende en dehors de la table d'opération. Le simple poids de ce membre suffit souvent à porter largement l'épaule en arrière, mais on peut encore faire refouler le moignon par un aide, si cela est nécessaire. L'épaule bien portée en arrière, on appuie avec la paume de la main sur l'extrémité interne de l'os pour le remettre en place. Ce résultat est annoncé par un petit craquement caractéristique.

Dans les rares cas où les manœuvres de réduction n'ont pas eu de succès, il s'agissait, le plus souvent, de luxations anciennes dont la cure nécessite une intervention sanglante sur laquelle nous reviendrons plus loin.

Contention. — S'il est habituellement facile de réduire une luxation sterno-claviculaire, il est loin d'en être de même pour la maintenir. Tous les chirurgiens ont éprouvé des difficultés souvent considérables. Ces luxations ont une grande tendance à se reproduire. C'est ce qui arriva, nous en avons parlé, dans notre cas.

Aussi, de nombreux appareils ont-ils été décrits et employés. Et parmi tous, depuis les plus simples (spica des épaules, écharpe de Mayor) jusqu'à l'appareil de Demarquay, aucun n'est réellement satisfaisant.

Le spica et l'écharpe offrent l'avantage de la simplicité et de la rapidité d'application, mais la contention obtenue est insignifiante.

Desault, par un bandage spécial, cherchait à ramener l'épaule en haut et en dehors et à la maintenir dans cette situation. Sa méthode est d'une application difficile et immobilise mal l'articulation.

Velpeau n'obtint pas un meilleur résultat avec un appareil dextriné.

D'autres chirurgiens utilisèrent des appareils mécaniques qui, par leur rigidité et leur inextensibilité, devaient permettre une immobilisation et une contention parfaites.

Nélaton employait un bandage herniaire anglais dont il appliquait la pelote antérieure sur l'extrémité luxée, et l'autre pelote sur le rachis, le ressort passant dans l'aisselle du côté sain. Le bras était immobilisé contre le tronc au moyen de bandes ou d'un bandage de corps.

Melier, avant Nelaton, avait utilisé un ressort d'acier muni d'une pelote compressive qu'il surajoutait au bandage de Desault.

Ces compressions, trop localisées, déterminaient parfois des accidents du côté des téguments. Aussi, aujourd'hui, emploie-t-on de préférence l'appareil de Demarquay, qui est facilement toléré. Il se compose d'un plastron en cuir, fabriqué d'après un moulage en plâtre reproduisant le cou et le haut du thorax. Ce plastron s'attache au corset ou au pantalon à l'aide de courroies élastiques. A sa partie supérieure, se trouve fixé un ressort en arc portant à son extrémité antérieure une pelote qui vient presser sur la saillie osseuse. Cet appareil produit une bonne contention, mais son exécution est difficile et longue.

Dans le cas de notre observation, le dispositif utilisé pour le maintien de la réduction fut des plus simples. On pouvait remarquer, en effet, qu'en laissant le bras tomber librement hors de la table sur laquelle était couché le sujet, il suffisait d'une très légère pression sur l'extrémité de la clavicule réduite pour l'empêcher de se luxer à nouveau. On pensa donc à appliquer en cet endroit un poids assez lourd. Ce moyen, employé déjà par M. le

Professeur Weiss dans un cas de fracture du sternum, lui avait donné les meilleurs résultats.

Chez notre sujet, la réduction étant faite, on appliqua sur l'extrémité claviculaire quatre ou cinq rondelles de carton que l'on maintint en place par des bandes enroulées autour du cou et des épaules, en forme de spica. Le carton était destiné à faire exactement porter la pression à l'endroit le plus saillant, c'est-à-dire sur l'extrémité luxée.

Le blessé, mis au lit, fut couché de telle façon que le bras pendît en dehors, dans une position analogue à celle de Couteaud; on appliqua alors sur les plaques de carton un poids de 5 kilogrammes qui fut bien supporté. Les jours suivants, on le remplaça par un sac contenant la même quantité de plombs de chasse, ceux-ci dans le but de rendre la compression plus douce et mieux répartie.

Au bout d'une semaine environ, ce sachet fut seul maintenu, appliqué directement sur la peau. Un peu plus tard, on permit au malade de l'enlever de temps à autre pour se soulager. La contention obtenue ainsi fut parfaite : non seulement la réduction fut durable, mais le malade reprit son travail deux mois après l'accident; il ne restait plus trace de sa lésion.

Nous n'insisterons point sur les avantages du procédé; il est simple, facile, applicable partout et par tout le monde.

Un léger reproche, cependant, à faire à cette méthode, est l'obligation pour le sujet de rester alité; mais, en général, le temps de séjour au lit est bref (douze jours dans notre cas). C'est un petit inconvénient.

Il faut que le blessé soit docile pour se soumettre au

traitement et supporter pendant les premiers jours une pression constante sur la poitrine; il est vrai que le malade s'y habitue rapidement.

Ce n'est que dans les cas où toutes les méthodes de réduction et de contention auraient échoué que l'on sera autorisé à recourir à une intervention sanglante. Ce traitement, très rarement réalisé, avait été conseillé par Gross, de Philadelphie, en 1872. Le Professeur Forgues, de Montpellier, en 1897, l'employa dans un cas de luxation dont la réduction avait été impossible. Grunert a eu l'occasion de l'appliquer dans un autre cas.

L'intervention consiste à mettre à nu l'extrémité de la clavicule, à la replacer dans sa position normale en exerçant sur elle une pression directe. On la fixe ensuite dans cette situation en la suturant au sternum par un fil métallique. Grunert conseille, avant de suturer, de faire l'ablation du ménisque.

Dans les luxations anciennes irréductibles, il serait utile d'envisager la possibilité d'être amené à faire une résection de la tête claviculaire.

Les interventions sanglantes n'offrent plus les dangers qu'elles présentaient autrefois; cependant, il est sage de n'y recourir qu'en désespoir de cause.

CONCLUSIONS

Dans ce court exposé, nous avons relaté une observation de luxation pré-sternale de l'extrémité interne de la clavicule. C'est une lésion assez rare, dont la production exige :

1° Des traumatismes complexes ;

2° Une solidité très grande de l'os, qu'on ne trouve que chez des gens plutôt jeunes et vigoureux.

Le diagnostic est sans difficultés. Le pronostic est bénin, si on intervient de bonne heure. L'anesthésie générale peut rendre la réduction très facile.

La luxation ayant tendance à se reproduire, la contention nécessite des appareils dont certains sont compliqués et coûteux.

Nous avons pu obtenir, chez notre blessé, une guérison prompte et parfaite par un dispositif des plus simples.

Les méthodes sanglantes resteront réservées à de très rares cas où les autres interventions seront restées inefficaces.

———

Vu :

Nancy, le 14 Mai 1911.
Le Président de la Thèse :
WEISS.

Vu :
Nancy le 15 Mai 1911.
Le Doyen :
GROSS.

Vu et permis d'imprimer,
Nancy, le 15 Mai 1911.
Le Recteur de l'Académie :
Ch. ADAM.
Correspondant de l'Institut.

———

BIBLIOGRAPHIE

BROHAN. — Des luxations simultanées des deux clavicules. Thèse de Lille, 1907-1908.

COOPER (S.). — *Journal of med. Sc.*, 1861.

GROSS. — *System of surgery*. Phil., 1872.

GRUNERT. — Du traitement opératoire de la luxation présternale de la clavicule. *Medizinische Klinik*, 1910, T. VI, p. 864.

HAMILTON. — *Traité pratique des fractures et des luxations*, édition française, par le Dr POINSOT, 1884.

HODGEN. — *Journal of med. Sc.*, 1876.

MALGAIGNE. — Etudes statistiques sur les luxations. *In Ann. de chir.*, 1841.

— *Traité des fractures et des luxations*, 1855, T. II.

MOREL-LAVALLÉE. — Essais sur les luxations de la clavicule, 1844. *Ann. de la Chirurgie française et étrangère*, 1843.

PERRIN. — Luxations spontanées volontaires des clavicules. *Revue médicale de l'Est*, Nancy, 1904. XXXVI, p. 448.

RÉMOND. — Contribution à l'étude des luxations sterno-claviculaires. Thèse de Paris, 1897.

ROUSSEL. — Thèse Paris, 1873.

STETTER. — *Centralbl. für chirurg.*, 1885.

STOKES. — Partial displacement of the sternal and of each Clavicle. *Dublin Journal of Medical Science*, 1852, XIII, p. 459.

THAMIN. — Contribution à l'étude de luxations de la clavicule. Thèse de Bordeaux, 1887.

SADAKOFF. — Contribution à l'étude de la luxation de l'extrémité interne de la clavicule et de son traitement par la suture métallique. Thèse de Montpellier, 1897-1898.

TABLE DES MATIÈRES